RECHERCHES

SUR

LES EAUX THERMALES,

ET SUR

LE ROLE QU'ELLES ONT REMPLI

A DIVERSES ÉPOQUES GÉOLOGIQUES;

PAR

H. LECOQ,

Professeur des sciences naturelles de la ville de Clermont-Ferrand, directeur du jardin de botanique et conservateur du cabinet de minéralogie de la même ville, secrétaire général de la 6me session du Congrès scientifique de France, rédacteur en chef des *Annales scientifiques, littéraires et industrielles de l'Auvergne,* membre de l'Académie royale des sciences, belles-lettres et arts de Clermont-Ferrand; correspondant de l'Académie des sciences, belles-lettres et arts de Rouen; de la Société centrale d'agriculture de la Seine-Inférieure; de la Société des sciences, de l'agriculture et des arts de Lille; de la Société centrale d'agriculture, sciences et arts du département du Nord; de l'Académie royale du Gard; de l'Académie royale des Pyrénées Orientales; de la Société d'émulation de Cambray; de la Société d'agriculture, sciences et arts du Puy; des Sociétés linnéennes de Normandie et de Lyon; de la Société des sciences naturelles et de celle d'agriculture et des arts de Seine-et-Oise; des Sociétés de pharmacie de Paris et de Lyon; de la Société de l'Athénée d'agriculture, sciences et arts du département de la Vendée; des Sociétés d'agriculture, d'Avesnes, Trevoux, Aurillac, etc.; de la Société Gioenia de Catane, de la Société royale académique de Savoie.

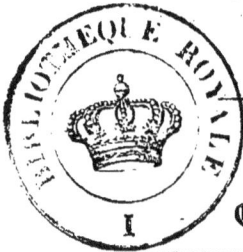

Clermont-Ferrand,

IMPRIMERIE DE PEROL, LIBRAIRE,

RUE BARBANÇON, N° 2.

1839.

RECHERCHES

SUR

LES EAUX THERMALES,

ET SUR

LE ROLE QU'ELLES ONT REMPLI

A DIVERSES ÉPOQUES GÉOLOGIQUES.

PAR

H. LECOQ,

PROFESSEUR DES SCIENCES NATURELLES DE LA VILLE DE CLERMONT.

Les eaux thermales sont un des phénomènes les plus généraux de l'époque géologique actuelle; il n'y a pas une contrée d'une certaine étendue qui n'ait ses sources d'eau chaude, et l'on est bien loin de connaître toutes celles qui existent à la surface du globe.

Toutes ces eaux ont des caractères communs qui les réunissent, et quelques autres particuliers qui les différencient; mais, en général, ce sont des eaux chaudes dont le volume et la température semblent constants, et qui tiennent en dissolution des matières salines et gazeuses, et une substance qui paraît appartenir au règne organique.

Quant ces eaux arrivent à la surface du sol, elles sont limpides et transparentes, et presque toutes laissent échapper une certaine quantité d'acide carbonique, qui tenait en dissolution parfaite quelques principes solubles qui sortent avec elles.

Bientôt après, un dépôt plus ou moins abondant se forme sur leur passage, et l'on reconnaît principalement dans ses dépôts du sous-carbonate de chaux, de l'oxide de fer, du carbonate de magnésie, et de la matière organique qui se trouve entraînée par les matières insolubles qui se précipitent.

Lorsque nous comparons ces créations nouvelles, que les eaux minérales forment sous nos yeux, avec les différents terrains de sédiment, nous sommes frappés de l'analogie que nous présentent les couches d'âges différents. Tout en remarquant que les grandes assises sédimenteuses contiennent une grande quantité de débris organiques, et qu'elles ont été évidemment déposées sous les eaux, nous ne pouvons contester cependant qu'une action chimique puissante n'ait agi pendant ce dépôt, et cette action ne peut être autre que celle des sources minérales. Des eaux excessivement abondantes et saturées de différents principes, affluaient continuellement de l'intérieur à la surface de la terre ; d'immenses dépôts s'opéraient à l'aide d'une température élévée, et la vie organique, excitée à la fois par la température et par l'humidité, se développait sous des formes variées qui nous sont maintenant inconnues.

Le phénomène des eaux minérales semble avoir joué un rôle extrêmement important dans la structure de la terre ; et, loin de croire que les eaux puisent dans les terrains qu'elles traversent les matériaux qu'elles déposent, il faut, au contraire, admettre que tous ces terrains ont été déposés par elles, et qu'elles en ont puisé les matériaux au-dessous des roches cristallisées qui forment maintenant la croûte solide de la terre.

Dans cette circonstance, comme dans plusieurs autres, nous n'aurions plus, à l'époque actuelle, qu'une faible manifestation d'une action qui fut autrefois assez puissante pour participer à la création de tous les terrains de sédiment.

Nous voyons, en effet, les sources minérales diminuer tous les jours; nous trouvons, sur plusieurs points de la terre, des masses de travertin dont l'origine est évidente pour nous, et dont la source est tarie, ou bien, si elle coule encore, elle ne dépose plus rien, ou n'abandonne à la longue qu'une couche mince et limitée de carbonate de chaux. A peine si quelques cristaux d'arragonite se forment sous nos yeux, tandis que des couches épaisses gisent au milieu des calcaires déposés par les eaux. La silice n'existe plus que dans les Geisers, car les autres sources en renferment de si petites quantités, qu'il est impossible qu'elles puissent former des concrétions, tandis que d'anciens travertins en sont pénétrés au point de ne plus faire effervescence avec les acides, ou bien cette matière (la silice) s'est rassemblée en masses globuleuses, et reste empâtée sous forme de quartz résinite au milieu des calcaires imprégnés de natron ou carbonate de soude; la source des Célestins, à Vichy, sort d'un énorme rocher calcaire qu'elle a formé, et toute la ville est construite sur le dépôt des eaux, tandis que les fontaines actuelles ne fournissent qu'une faible proportion de cette substance.

Du reste, tout nous porte à croire que les eaux minérales ont changé plusieurs fois de nature, et qu'elles ont versé autrefois en abondance des matières qu'elles ne contiennent plus aujourd'hui; et ce ne sont pas là des hypothèses gratuites, ce sont des théories positives établies seulement pour l'explication des faits. Il suffit, pour s'en convaincre, de jeter les yeux sur le travail remarquable que M. Girardin a publié sur les sources et les travertins de Saint-Alyre. Ce savant chimiste a recherché la nature du travertin qui se dépose actuellement, et de celui qui a formé, il y a quelques siècles, le fameux Pont de Pierre, et malgré le court intervalle qui sépare ces deux époques, il a déjà trouvé une différence très-notable dans les proportions. L'ancien dépôt contient une bien plus grande quantité de silice et de carbonate calcaire, et beaucoup moins de péroxide de fer.

« Nous devons en conclure, dit M. Girardin, que la composi-

tion des eaux de cette fontaine n'a pas toujours été la même ; qu'à
l'époque qu elles avaient une propriété incrustante si prononcée,
elles étaient beaucoup plus riches en sels calcaires et en silice, et
qu'à mesure que cette propriété s'est affaiblie, elles ont perdu
peu à peu de ces principes, en même temps qu'elles s'enrichissaient en péroxide de fer. »

Beaucoup de sources thermales ont, comme St-Alyre, éprouvé
des changements notables dans la constitution chimique de leurs
eaux, et subi une diminution dans la proportion de leurs principes minéraux. Ainsi, les eaux de Saint-Nectaire, de Vichy, du
Mont-Dore, n'ont plus la même richesse en substances minérales
qu'autrefois, et leur composition n'est plus la même qu'à l'époque
où elles formaient ces immenses dépôts siliceux et arragonitifères
qu'on trouve aux environs des lieux d'où elles sourdent.

Les eaux du Mont-Dore déposaient jadis des masses assez considérables de silice ; c'est à peine si elles en abandonnent aujourd'hui. Les eaux de Saint-Nectaire ont formé de l'arragonite, puis
de la silice, puis des amas d'ocre très-friable, puis du travertin
qu'elles déposent encore.

Ce n'est pas un des phénomènes les moins curieux que cet appauvrissement successif en principes salins, et surtout en silice, de
la plupart des eaux minérales. Sa constance indique assez qu'il
est lié à quelque grande cause, dont l'action a été progressivement
modifiée et affaiblie ; cause qui n'est autre, sans doute, que la
chaleur ; car il est bien constant, au moins pour la majeure partie
des sources de l'Auvergne, que leur température a sensiblement
diminué. On conçoit parfaitement que le volume et la chaleur de
ces fontaines s'affaiblissant graduellement, leur richesse en substances minérales, surtout en substances peu solubles, a dû suivre
la même progression descendante.

Il suffit d'admettre le refroidissement graduel du globe, pour se
rendre raison de ces singulières différences. Car si nous supposons
que la surface d'action où se produisent les eaux minérales, est
précisément le point où s'opère la combinaison des matières non
oxigénées de l'intérieur du globe, avec l'oxigène ou l'air atmosphérique qui peut y pénétrer, nous verrons de suite que cette sur-

face, d'abord tout-à-fait extérieure, s'est rapidement enfoncée, et qu'elle doit s'enfoncer encore, quoique très-lentement. Nous concevons, par la même raison, que plus elle était rapprochée de l'extérieur de la terre, plus les communications étaient faciles, et pour l'introduction de l'air, et pour l'émission de l'eau chargée de différentes matières. Dès-lors, les sources devaient être plus abondantes, plus nombreuses et plus chargées qu'elles ne le sont aujourd'hui. Mais à mesure que la surface d'action s'est éloignée, les communications plus difficiles, des réactions moins intenses ont nécessairement affaibli ces phénomènes, dont la puissance diminue tous les jours. La température des sources a dû s'abaisser graduellement, à mesure que les conduits qu'elles avaient à traverser se sont allongés; car ceux-ci commencent au point d'action intérieure, et s'ouvrent à la surface, en sorte qu'ils doivent augmenter de longueur, à mesure que leur point d'origine s'éloigne du point de sortie; dès-lors, la température doit diminuer, comme l'a très-bien observé M. Boussingault, en comparant trois sources assez rapprochées, et dont le point de départ doit être sensiblement le même; tandis que l'ouverture arrive à des niveaux différents, et donne précisément une température en rapport avec cette différence.

On conçoit parfaitement aussi que ces eaux aient changé de nature, car les différentes matières qui forment le noyau du globe, ont dû se disposer par couches, selon leur pesanteur spécifique, et le silicium et quelques autres éléments légers, comparativement aux autres, ont dû gagner la surface, et la terre doit être ainsi formée de couches superposées, qui, toutes, jusqu'à une certaine profondeur, ont été successivement traversées par cette ligne d'action, jusqu'à ce qu'elle ait atteint le niveau où elle est actuellement. Alors chaque zône, en s'oxidant, a donné naissance à des corps particuliers, que les eaux ont amenés au jour à des époques différentes. Et si les zônes intérieures qui composent le noyau du globe, s'étaient placées par couches d'égale épaisseur, on pourrait, jusqu'à un certain point, reconnaître le plus ou moins de profondeur de la surface d'action, par la nature du dépôt des sources. Il est très-probable cependant que jamais on ne pourra acquérir ces connaissances, car les nombreuses fractures qui existent dans l'écorce du globe peuvent avoir eu une influence marquée sur l'accès de l'air dans l'intérieur, et, par conséquent, sur l'épaisseur de la couche solidifiée.

Nous pouvons donc comprendre à présent toute l'importance de ce phénomène géologique, et l'émission si abondante des sources thermales dans les premiers temps de la création.

C'est à elles qu'il faut rapporter ces couches immenses de calcaires qui se déposèrent dans les premières dépressions des terrains cristallisés, qui se mêlèrent comme ciment à plusieurs roches mécaniquement formées. C'est à la même cause qu'il faut attribuer ces puissants dépôts de craie, avec la multitude de rognons siliceux qui s'y sont déposés, et plus tard la répétition de ce même phénomène, lors du sédiment des marnes et de leurs ménilites. Enfin, en se rapprochant encore de l'époque actuelle, on ne peut leur contester ces nombreuses concrétions qui, dans le centre de la France, se sont moulées autour des masses de phryganes, ni ces nombreux travertins que nous voyons naître sous nos yeux. Les divers amas de fer hydroxidé ont été produits par les sources, dont plusieurs déposent encore aujourd'hui une grande quantité d'ocre jaune. Le bitume, une partie des quartz, des calcédoines, et une foule de minéraux, n'ont d'autre origine que celle qui nous occupe maintenant. C'est encore aux eaux minérales qu'il faut rapporter en partie les dépôts de sel gemme, la salure des mers, la formation du gypse, et peut-être cette quantité d'acide carbonique qui, selon toute apparence, a long-temps vicié notre atmosphère, et que la végétation a transformé en couches de houille. Il y a sans doute aussi des filons qui doivent naissance aux eaux, et qui ne sont autre chose que les fentes remplies qui les mettaient en communication avec l'extérieur du sol.

Si nous connaissions bien la pesanteur spécifique des métaux des terres, si nous possédions leurs caractères comme nous connaissons ceux de la plupart des autres métaux, il est bien probable que nous arriverions à des conséquences géologiques fort importantes, en comparant ces caractères aux dépôts que les eaux ont abandonnés à des époques différentes.

Les eaux minérales ont eu aussi autrefois la plus grande in.
fluence sur la vie organique. Leur température a certainement
favorisé le développement de nombreux corps vivants, que nous ne
connaissons que par leurs dépouilles; l'acide carbonique qu'elles
ont versé dans l'atmosphère, a dû contribuer à cette prompte et
vigoureuse végétation des grands végétaux monocotylédonés, en
même temps qu'il s'est opposé à l'apparition trop prompte d'animaux à poumons parfaits, qui, selon toute apparence, n'ont été
créés qu'après l'épuration de l'air qu'ils devaient respirer.

Que l'on compare ces grands résultats aux faibles effets des eaux
thermales actuelles, on restera convaincu de leur analogie, et en
même temps de l'impuissance des causes actuelles, si nous refu-
sons de reconnaître qu'elles se sont affaiblies et presqu'anéanties.

D'après cette manière d'envisager les sources minérales, elles
doivent finir par s'éteindre; leur température et leur volume doivent graduellement s'affaiblir. Aucune donnée positive, aucune
expérience irrécusable n'autorise pourtant cette prévision. Il nous
manque des observations précises sur nos sources thermales, ou
du moins, celles qui ont été faites avec les soins convenables sont
tellement isolées et si rapprochées de notre époque, que nous ne
pouvons en tirer aucune conséquence. Notre existence est si
courte et les changements sont si lents, que c'est en observant
avec précision toutes les sources d'une contrée, que l'on peut
jusqu'à présent se rendre compte des modifications que chacune
d'elles peut éprouver.

Ce que nous venons de dire des eaux minérales, nous prouve
qu'il y a encore dans la nature des forces agissantes dont tous les
effets doivent être soigneusement étudiés. Celui qui l'étudie doit
s'occuper des plus faibles actions; car, pour l'histoire du globe,
c'est l'analogie qui doit principalement nous servir de guide. On
est revenu maintenant de ces grands cataclysmes auxquels on sup-
posait que la terre avait été soumise; on ne cherche plus ces
chocs de comètes, ni toutes ces causes présumées de vastes inon-
dations et de changements de climats. On pense que notre planète
contient en elle-même le principe et la cause des nombreux changements qui s'y sont opérés. En reculant dans l'ordre chronolo-

gique des réactions qui s'y manifestent encore de nos jours, en augmentant leur intensité, on trouve naturellement l'explication de tous les phénomènes géologiques; on arrive à cette conséquence que notre globe est parvenu à un état de stabilité remarquable dont il n'a pas toujours joui; que les mêmes forces qui se montrent maintenant, ont agi autrefois avec bien plus d'intensité, et qu'il suffit de les augmenter graduellement par la pensée, pour se rendre raison de tous les faits que nous présente l'étude de notre globe.

Après ces considérations générales sur le rôle des eaux thermales à diverses époques de l'existence de la terre, nous allons étudier leur action dans la formation des filons, dans la production de l'acide carbonique, et dans la création des êtres organisés.

Action des eaux thermales sur les parois des roches préexistantes.

Nous venons d'examiner la puissance créatrice des eaux thermales, dans les terrains de sédiment, mais cette puissance a dû se manifester aussi pendant le trajet de ces mêmes sources, qui partant des profondeurs du globe, se faisaient jour à travers de nombreuses fractures, pour venir surgir à la surface. Des dépôts de nature particulière durent avoir lieu sur les parois des rochers, à mesure que par l'éloignement du foyer, le refroidissement s'opérait; et comme la composition chimique des eaux a dû changer avec les époques géologiques, la nature des dépôts a dû varier aussi, et donner lieu à des couches successives qui ont pu se reproduire cependant avec une certaine périodicité.

Nous sommes heureux de nous étayer, dans cette manière de voir, du suffrage d'un homme distingué, dont les profondes connaissances en chimie ont fourni à l'étude du globe de solides résultats. C'est principalement à l'action des eaux minérales que M. Fournet attribue le remplissage des filons. Il suppose que des secousses successives ont pu, à des époques distinctes, élargir les fentes, et que des eaux chargées de matières différentes sont venues y abandonner leurs dépôts. On ne peut douter de ces changements dans les eaux thermales, quand on considère attentive-

ment la nature de ces mêmes dépôts produits à des périodes différentes; on reconnaît bientôt, ainsi que nous l'avons déjà dit, qu'ils
ont été successivement modifiés, et l'on doit supposer qu'à une époque antérieure à la nôtre, au lieu de calcaire et de silice, les eaux
ont pu charrier des matières métalliques, que des réactions ou
des phénonomènes électriques ont forcé de se déposer lentement
sur les parois des fentes qui leur servaient d'issue. Quand on voit
de nos jours l'eau thermale former des minerais de fer, enduire
des corps de silice, abandonner, comme à Chaudesaigues, des
masses de fer sulfuré qui se dispose en filons, tandis que les eaux
n'en contiennent plus une trace à leur sortie, on est forcé d'admettre que la surface d'action chimique de la terre gagnant toujours en profondeur, est maintenant arrivée à un point qui ne
permet plus la formation de ces mêmes matières.

Il serait impossible, en considérant les filons comme résultant
d'injections de bas en haut, d'expliquer d'abord une structure
par zònes parallèles, et surtout de rendre raison de ces alternan-
ces ou inégalités de puissance et de richesse produites par certaines roches. Il faut nécessairement, dans ces circonstances, qui
sont à la vérité exceptionnelles, supposer un liquide qui serait
resté long-temps en contact avec les roches. M. Lyell admet
que, dans ce cas, à la suite de nombreuses secousses de tremble-
ment de terre, les fentes primitivement formées se sont rapprochées, mais inégalement, c'est-à-dire que les roches les plus ten-
dres se sont resserrées plus que les autres, et que le filon s'est
trouvé de cette manière étranglé et dilaté tour à tour. M. Fournet donne une explication qui semble plus naturelle, en faisant
remarquer que ce sont principalement les roches calcaires qui
contiennent le plus de métaux, et il admet que la solution étant
acide, elle a corrodé les roches solubles, de manière à élargir les
endroits où elles se trouvaient en contact avec elle, ou bien la
dissolution renfermant les métaux à l'état salin, laissait précipiter le minerai à mesure qu'elle se saturait de calcaire. Ce qui
prouve encore cette action du liquide sur le calcaire, c'est que,
dans quelques gîtes on a trouvé de gros fragments de carbonate
de chaux, dont les angles émoussés et arrondis démontraient l'ac-

tion d'un acide, d'une manière d'autant plus évidente que les parties schisteuses incluses étaient en reliefs sur la surface lisse des blocs. Peut-être aussi, comme le dit lui-même M. Fournet, ne doit-on voir, dans ces inégalités de richesse, autre chose que ces attractions de cristallisations produites par des forces électro-chimiques, vers la détermination desquelles les travaux de M. Becquerel nous mènent à grands pas.

Quel a été le rôle des eaux minérales dans la production de l'acide carbonique, et leur influence sur la composition de l'atmosphère ?

Quand nous comparons les phénomènes que nous présentent actuellement les eaux minérales dans leurs dépôts de travertins, à ceux qui ont dû se produire autrefois, nous arrivons à des conséquences extrêmement curieuses, et qui nous prouvent que l'apparition des sources thermales a dû avoir une influence bien marquée sur la composition de l'atmosphère.

En effet, une source qui, à l'époque actuelle, donne un dépôt de carbonate de chaux et de carbonate de magnésie, arrive au jour en tenant en dissolution les matières qu'elle va bientôt déposer. L'eau est limpide, transparente, et c'est après quelque temps seulement qu'elle abandonne son dépôt. Il y avait dans cette eau un principe capable de dissoudre le carbonate, et ce principe n'est pas difficile à trouver, c'est l'acide carbonique. On sait très-bien que les carbonates insolubles que les eaux abandonnent, y sont d'abord à l'état de bicarbonates, et c'est seulement quand l'excès d'acide carbonique s'échappe, que le sous-carbonate se dépose. Mais que devient cet acide carbonique qui s'échappe ? où va-t-il ? dans l'atmosphère. En faisant abstraction de la grande quantité de gaz pur que les eaux amènent avec elles, nous avons donc, pendant le simple dépôt des travertins, une cause continuelle de production d'acide carbonique, et une cause très-active, en ce qu'elle ne cesse jamais, et en ce qu'elle peut produire des masses énormes de gaz. Ainsi, le dépôt de 100 livres en poids de carbonate de chaux, aura versé dans l'atmosphère environ 30 livres d'acide carbonique, et si l'on se rappelle que ce corps est gazeux, qu'un litre pèse seulement un tiers en sus d'un litre d'air ordinaire, on restera étonné de la quantité qui est journellement produite et continuellement versée dans l'air que nous respirons.

Il se forme, en effet, bien des quintaux de travertins tous les jours, et si, remontant aux anciennes périodes géologiques, nous considérons toujours les eaux minérales comme la source de tous nos calcaires tertiaires, des assises immenses qui forment tous les terrains secondaires, et même de ces couches si puissantes qui ont précédé l'apparition des houilles, nous resterons convaincus qu'à plusieurs époques, de grandes quantités d'acide carbonique ont été versées dans l'atmosphère, et que sa composition a dû plusieurs fois en être altérée au point d'agir de diverses manières sur les êtres vivants qui s'y trouvent tous plongés. Nous admettrons donc comme positif et comme une conséquence forcée du raisonnement que nous venons de suivre, que la majeure partie des calcaires qui existent sur le globe a été formée par des eaux minérales, et qu'une quantité d'acide carbonique égale en poids à environ un tiers de ces calcaires, a été rejetée dans l'atmosphère. Or, comme le globe terrestre est recouvert, sur un grand nombre de points, de couches calcaires très-puissantes, comme de grandes formations de même nature, quoique d'époques différentes, se montrent superposées dans beaucoup de localités, des masses énormes d'acide carbonique ont dû se répandre dans l'atmosphère; et si nous connaissions exactement l'épaisseur de toutes les couches de marbre, de craie, de travertins, en un mot, de calcaires qui existent sur la terre; si, par un calcul fort simple, nous les transformions en un couche d'épaisseur moyenne qui envelopperait la terre entière, il nous serait facile d'établir le poids d'acide carbonique qu'elles auraient abandonné, et le volume de la zône de gaz dont le globe a dû être entouré.

Mais ces dégagements n'ont pas été instantanés; ils se sont succédés pendant une longue série de siècles, modifiant continuellement l'enveloppe gazeuse qui environne notre planète, et agissant d'une manière favorable ou nuisible sur les êtres vivants de ces diverses époques. La première apparition un peu considérable d'acide carbonique date du dépôt des calcaires qui ont précédé

les houilles. Avant la création de ces calcaires, notre atmosphère
ne contenait peut-être aucune partie d'acide carbonique : car s'il
eût existé, la potasse et la soude qui ont été formées dès le commencement de la création des terrains primaires, l'eussent certainement absorbé, et les carbonates, qui manquent dans cette
série de terrains, ou qui y sont à peine représentés, se seraient
montrés dès le principe, si le carbone eût été répandu dans la
couche de matière gazeuze qui enveloppait la terre.

Les premiers calcaires se déposèrent sous forme de grandes
lentilles dans la formation de la grauwake, mais déjà, à cette époque, les premières dislocations du sol s'étaient opérées, de grandes fractures avaient eu lieu, et c'est probablement par les fentes produites que sortirent les sources abondantes et très-chargées
de carbonate de chaux qui, en Europe, couvrirent la grauwake
d'un vaste dépôt calcaire, et commencèrent ainsi la série carbo-
nifère. Ce sont de tous les calcaires ceux qui ont atteint le plus
grand degré de puissance, puisqu'ils ont quelquefois 250 mètres,
ceux qui contiennent le plus de bitume, et dont la pesanteur spécifique est le plus considérable.

L'atmosphère était alors bien différente de ce qu'elle était lors
de la formation des terrains primaires. Une grande quantité
d'oxigène avait été absorbée; l'azote, par conséquent, devenu pré-
podérant, rendait la vie animale moins active, et l'acide carbonique, en s'y mélangeant en grande quantité, s'opposa certainement au développement de nouvelles espèces, en arrêtant l'essor
d'organisation qui avait pris naissance dans les eaux chaudes qui
formaient les mers primitives.

Notre planète était assez refroidie pour que les saisons pussent
marquer leur passage, l'évaporation et les pluies devaient se trouver en rapport, et avoir atteint une certaine limite qui permettait
alors aux plantes de se développer, tandis qu'auparavant la fré-
quence des averses, ou plutôt leur force d'érosion, capable d'a-
voir produit les immenses dépôts de schistes et de grauwakes,
devaient nécessairement s'opposer à la multiplication des plantes.
Les mêmes causes de destruction n'existaient pas alors pour des
animaux à branchies ou munis de tout autre organe respiratoire

analogue, qui vivaient en nombre immense dans le fond des mers, abrités dans les golfes ou les bas-fonds.

Avant la fin du dépôt calcaire, les végétaux commençaient à paraître, et les amas de matière charbonneuse qui s'étaient déjà montrés au sommet de la grauwake, se reproduisirent aussi à la partie supérieure du calcaire qui précéda la houille. Ce ne fut, toutefois, qu'après ces premiers essais, que la végétation parut dans toute sa force, et, pour la première fois, les nouveaux continents se couvrirent de verdure et d'immenses forêts. Peut-être à cette époque de la première apparition des calcaires, les sources thermales furent-elles assez puissantes pour détruire quelques-uns des êtres organisés qu'elles nourrissaient, et pour donner à l'atmosphère une température assez élevée pour arrêter les pluies et suspendre par conséquent les dépôts arénacés. On ne trouve en effet aucune couche de grès dans la grande assise du calcaire; cette dernière roche vient interrompre les sédiments de grauwake que l'on voit revenir au-dessus avec le titre et les caractères de grès houillers.

Si réellement cet effet a eu lieu (et il a pu se reproduire à différentes époques), toutes les conditions se trouvaient réunies pour la plus active végétation. Des eaux chaudes entouraient les îles et les continents; de la vapeur enveloppait les végétaux, et l'acide carbonique, abondamment répandu, pénétrait dans leurs nombreuses cellules, et y déposait son carbone. Les grandes averses qui ont si souvent raviné la terre, et qui ont contribué à la formation des grès, n'existaient pas. Les plantes ont pu se développer avec une grande facilité, et c'est seulement après le dépôt du calcaire et l'abaissement de température, que les pluies, devenues, comme auparavant, un des phénomènes habituels de notre planète, permirent la création de nouveaux grès, avant que l'eau ait pu dénuder le sol couvert d'une couche épaisse de végétation, et former de nouveaux fleuves pour en charrier les débris. Ce fut alors que se formèrent ces anciens deltas, qui constituent maintenant nos houillères, dont nous avons essayé ailleurs de décrire le mode d'origine.

Cette période géologique, extrêmement importante, est circonstanciée par l'immense développement des végétaux, et par un abaissement marqué dans la vie animale. Cette dernière observation est, du reste, une conséquence de l'autre; car ce qui favorise la végétation nuit à l'existence des animaux, et la nature nous offre ainsi une série d'oscillations dans les degrés d'intensité de la vie végétale et de la vie animale, comme si elle avait essayé plusieurs fois avant d'atteindre l'état d'équilibre qui caractérise notre époque.

L'uniformité de la végétation primitive sur toute la surface du globe est un des faits les plus curieux de l'époque houillère, et qui paraît aujourd'hui bien constaté. M. Jameson a reconnu l'identité des plantes des houillères des contrées boréales de l'Amé- que avec celle de l'Europe. M. Robert Brown assure que les fougè- res des houillères de la Nouvelle-Hollande, ne diffèrent que par les espèces de celles du même terrain en Europe. M. Ad. Bron- gniart est venu confirmer cette assertion par la description de quelques débris, tant de l'Australie que des Indes, en sorte qu'une même flore, mais bien moins nombreuse que celle d'aujourd'hui, occupait toute la surface du globe, sans offrir ces grands traits dis- tinctifs que présentent maintenant les flores séparées de chaque zône ou de chaque continent. Une température sensiblement égale régnait alors sur toute la terre; car on ne peut guère supposer que des plantes de même aspect, de famille et de genre sembla- bles, d'espèces presque toujours analogues ou identiques, aient pu vivre sous des conditions différentes de température, de lu- mière ou d'humidité. Le dépôt du grès rouge qui a succédé aux houilles est très-remarquable par sa puissance, qui atteint jus- qu'à 200 mètres; par sa couleur généralement rouge, que M. Oma- lius attribue à la suroxidation du fer, par une longue agitation, et par la présence des blocs assez volumineux qui composent ses assises inférieures. Ce dernier caractère annonce un mouvement de translation assez rapide, lié peut-être à l'apparition de nom- breux filons de porphyre, qui auront fracturé le sol en une multi- tude de points, et qui, en changeant les niveaux, auraient déplacé les eaux en leur imprimant une certaine vîtesse. L'absence des dé- bris organiques, à l'exception de quelques restes de plantes bri-

-sées, prouve encore un dépôt formé dans un liquide agité, et assez promptement pour que les êtres vivants n'aient pu s'y développer.

C'est pendant la création de ces anciennes couches du globe, que des injections ou plutôt des eaux thermales chargées de différentes substances, ont traversé, au moyen des fentes formées, tous ces dépôts antérieurs, et ont laissé des gîtes métallifères dans plusieurs roches cristallisées ou sédimenteuses.

Quand le grès rouge eut cessé de se déposer, il paraît que de nouvelles sources produisirent encore une certaine quantité de calcaire, ou du moins la formation du zeichstein vint recouvrir les grès dans plusieurs localités.

Pendant cette période, la végétation semble s'être considérablement ralentie. Il existait des fucoïdes dans les eaux; il y avait aussi sur les continents quelques-unes des plantes qui venaient de former les houilles, et il paraît même qu'une nouvelle famille de végétaux, les conifères, commençait à se montrer, si toutefois elle n'avait pas déjà pris un certain développement dans la période houillère, comme l'a presque prouvé M. Witham.

Plusieurs des mollusques que l'on a rencontrés au-dessous du terrain houiller, se trouvent encore identiques ou analogues dans ce second dépôt du calcaire; mais on voit la vie animale revêtir des formes tout à fait singulières. Les poissons dont on n'avait trouvé que quelques débris dans les formations précédentes, se montrent ici avec plus d'abondance, et diffèrent totalement des espèces actuellement vivantes. On voit dans leur organisation une tendance vers les reptiles, et l'un de ces animaux, appartenant au genre monitor, a déjà paru à cette époque reculée. L'atmosphère, débarrassée par la puissante végétation des houillères, de l'excès d'acide carbonique qu'elle contenait, permettait le développement de ces animaux des classes inférieures; car les reptiles peuvent vivre dans un air encore chargé d'acide carbonique, et les poissons ne meurent pas dans de l'air qui contient seulement 10 pour cent d'oxigène. Cette tendance des forces créatrices vers les formes des reptiles auxquelles elles préludaient par l'apparition des premiers *poissons sauroïdes*, fut interrompue en Europe

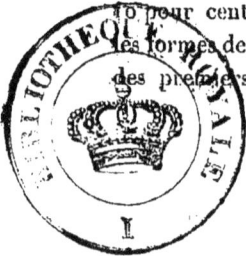

2

par les relèvements de terrain qui se manifestèrent dans le pays de Nassau , dans quelques parties de la Saxe, au Hartz , etc. Cette dislocation , qui a relevé les couches du zeichstein et du grès rouge, partout où elles se sont trouvées en contact avec les lignes de soulèvement, a arrêté, ou peut-être transporté dans d'autres contrées , l'émission des calcaires , et des grès sont venus de nouveau se déposer en puissantes assises. Ce sont les grès des Vosges et les bigarrés. Les premiers , que quelques géologues considèrent comme formation distincte, pourraient bien être parallèles au zechstein , et avoir été disloqués par le même soulèvement que ces calcaires. Ils passent aux grès bigarrés qui , comme eux , sont sans fossiles, à l'exception des couches supérieures qui contiennent des végétaux. On y retrouve encore des plantes de la formation houillère, quelques liliacées, et des conifères qui deviennent assez fréquents. Il semble même qu'il y ait eu une petite recrudescence de végétation due à l'acide carbonique, que le zeichstein a répandu dans l'atmosphère, en arrivant, comme tous les calcaires, à l'étatde bicarbonate. Aussi, des houilles, mieux désignées sous le nom de lignites , sont exploitées dans le grès bigarré.

Les calcaires reparaissent caractérisés par une grande quantité d'encrine liliformis. Les sources qui les amenaient ont charrié une forte proportion de sel gemme et de gypse , qui forment des masses dans tous les dépôts de calcaire coquiller. Les productus disparaissent, et l'on voit la nature s'essayer encore à de nouvelles formes animales , dont elle avait déjà montré quelques types. Les bélemnites , les gryphées, les ammonites persillées, représentées par quelques espèces d'une autre section dans les assises précédentes, commencent à paraître dans le calcaire coquiller ; les poissons sauroïdes reviennent encore, et l'on voit même deux nouveaux genres de reptiles, les *plesiosaurus* et les *icthyosaurus.* Les plantes disparaissent presqu'entièrement; on rencontre cependant pour la première fois un *mantelia* appartenant à la famille des cycadées. Les mêmes phénomènes se reproduisent pendant le dépôt des marnes irisées ; mais comme le calcaire coquiller avait amené de l'acide carbonique, la végétation des houillères se développe de nouveau, et plusieurs couches de houille sont exploitées dans cette formation.

Nous ne suivrons pas plus loin l'apparition des diverses formations calcaires, bien que, pendant la période jurassique, le
dépôt de la craie, et, lors de la création des terrains tertiaires,
de grands dégagements d'acide carbonique aient dû modifier encore l'atmosphère ; mais nous croyons avoir suffisamment appelé
l'attention des géologues sur un sujet très-important, et tout à
fait digne de leurs méditations.

De la matière organique des eaux minérales, et de son in-
fluence sur le développement des êtres organisés.

Les analyses d'eau minérale faites avec soin, indiquent presque
toutes une matière organique particulière qui existerait dans les
sources, mais qui serait encore fort peu connue. On trouve cette
substance indiquée sous le nom de matière organique, matière
végéto-animale, matière grasse organique, etc. Dans ces derniers
temps, elle a été reconnue et étudiée sous les noms de barrègine,
glairine, etc., parce qu'on a reconnu, en effet, que ses caractères
variaient dans telle ou telle source.

Il paraît que toutes les eaux chaudes contiennent ce singulier
principe, qui est probablement identique dès sa sortie du sol avec
le liquide qui le transporte, mais qu'une foule de circonstances
accessoires peuvent ensuite modifier.

Cette matière organique, dont on retrouve les traces dans les
dépôts les plus anciens de ces eaux minérales, ne peut s'obtenir
à l'état de pureté; l'évaporation, quoique très-ménagée, la détruit, comme l'a remarqué M. Robiquet, et elle a, du reste, une
telle tendance à se combiner, qu'elle arrive quelquefois au jour
unie à des matières minérales. Les eaux qui en contiennent une
certaine quantité, sont douces et comme savonneuses au toucher,
mais la chaleur, portée au degré de l'ébullition, détruit ce caractère. Il paraîtrait cependant que cette matière existe libre dans certaines eaux, et l'on peut très-facilement l'apercevoir au microscope solaire. Il suffit de placer sur le porte-objet de très-petites
gouttelettes d'eau que le soleil ne tarde pas à volatiliser. On voit
alors une petite membrane gélatineuse qui se tend sur le porte-
objet, et qui, adhérent par ses bords, se plisse de mille manières,

jusqu'à ce que la dessication soit complète. Alors la membrane gélatineuse est entièrement plissée, adhérente au verre, et occupe tout l'espace sur lequel se trouvait la goutte. Cette expérience, extrêmement curieuse, et qui ne laisse aucun doute sur la nature de la matière contenue dans les eaux, réussit très-bien avec l'eau du Mont-Dore, et surtout avec l'eau de Néris. Celle-ci, contenant à peine de la matière saline, renferme une grande quantité de ce principe organique, qui se solidifie bientôt par l'action du soleil. L'eau, concentrée par une évaporation ménagée, donne encore cette membrane gélatineuse, mais les sels qu'elle contient se trouvent tellement rapprochés, que leur cristallisation confuse masque les plis et les mouvements de la membrane gélatineuse qui, tendue par ses bords, grimace et se dessèche en peu d'instants.

Cette matière est visible sous cette forme dans l'eau qui sort de la source, dans celle qui est refroidie, transportée, gardée même pendant long-temps, pourvu que ces eaux aient été soigneusement puisées au bouillon; mais à peine l'eau thermale a-t-elle reçu le contact de l'air et de la lumière, qu'une véritable organisation se développe dans cette matière, singulière matrice des créations spontanées de notre époque.

Comment se forme cette matière? d'où peut-elle provenir? est-elle produite près de la surface du sol dans les conduits qui amènent les eaux minérales, ou bien est-elle créée de toutes pièces dans les profondeurs du globe? Serait-ce là le moyen qu'aurait employé la nature pour répandre sur la terre la matière organique nécessaire aux premiers êtres vivants? Car aucun de ces êtres n'a pu se nourrir de matière inorganique, et cependant les premiers êtres créés ont dû consommer des substances nutritives avant d'en fournir eux-mêmes après leur mort et par leur décomposition. On conçoit très-bien maintenant comment les êtres vivants se développent et se nourrissent aux dépens les uns des autres, et l'on voit cette matière organisée revêtir successivement des formes nombreuses que les forces vitales modifient de mille manières; mais avant que la terre fût couverte de végétaux, avant que les animaux eussent abandonné sur le sol leurs dépouilles mortelles,

où était la matière organisée qui devait les nourrir? Quand il a
plu au Créateur de peupler notre globe, inanimé jusqu'alors, quel
moyen a-t-il employé pour nourrir ces êtres, ou, ce qui revient
au même, pour créer la substance organisée primitive qui devait
ensuite prendre des configurations si différentes en parcourant la
longue série des siècles, dans des circonstances si diverses et sous
des influences si variées?

Tout nous porte à croire que c'est cette matière organique, dont
l'abondance dut être autrefois en rapport avec l'immense développement des sources thermales, qui a été le premier principe de
l'organisation sur la terre. Actuellement encore, s'il existe des
générations spontanées, comme nous ne pouvons guère en douter,
c'est dans les eaux thermales qu'elles ont lieu, ou dans les
eaux de la mer, qui contiennent aussi cette substance, ou bien
nous les produisons à notre gré dans les infusions, chaque fois
que nous ajoutons à l'eau pure un peu de cette matière organisée,
sans laquelle la vie ne peut exister.

Nous avons des exemples nombreux de la tendance que cette
matière présente à l'organisation. Ainsi, M. Cotta a trouvé des
animaux microscopiques dans les eaux de Carlsbad. M. Dumas et
M. Bertrand, inspecteur des eaux du Mont-Dore, en ont remar-
qués dans celles de Saint-Nectaire; mais le plus souvent c'est en
substances végétales que la transformation a lieu, et presque toutes
les eaux thermales produisent ces filaments glaireux, d'abord in-
colores et passant promptement au vert, qui ont été décrits par
M. Longchamp sous le nom de barrègine, parce qu'il les observa
d'abord à Barrèges, et par M. Robiquet, qui les a soigneusement
étudiés à Néris, où ils semblent se produire avec plus d'abondance
que partout ailleurs. L'eau de la mer, quoique moins chargée en
matière organique que l'eau minérale, nous présente aussi ces
sortes de créations, dont il est bien difficile de déterminer l'origine. Ainsi on voit souvent, dans les réservoirs des salines appelés
tables, des eaux d'une belle couleur rose avec un reflet violet, ou
bien des eaux d'un rouge orangé ferrugineux, sur le bord desquelles on observe une écume de même couleur. M. Dunal, qui a
soigneusement étudié ce phénomène, s'est occupé des causes qui

pouvaient le produire, et il a vu que, malgré la forte salure de ces eaux, il s'y développait de nombreux globules sphériques très-petits, qui lui ont paru constituer un véritable *protococcus* auquel il a donné le nom de *salinus*. Cette petite plante se développe au fond de l'eau, et sa belle couleur rose ou violette se reflète sur tout le liquide qui la recouvre. Dans d'autres réservoirs que ceux où il a trouvé le protococcus salinus, M. Dunal a découvert une autre substance, d'un rouge orangé foncé, qui arrivait à la surface de l'eau. Soumise à un grossissement de 200 fois son diamètre, cette substance a offert une réunion de nombreux individus d'une espèce du genre *hœmatococcus*, l'un des plus simples de la famille des algues. M. Dunal a fait remarquer aussi que c'est une autre espèce du même genre, hœmatococcus noltii, qui colore en rouge les marais tourbeux de Schleswig.

Quoique ce botaniste indique un protococcus et un hœmato-coccus, il pense cependant que ces deux prétendues espèces ne sont qu'une même plante qui, jeune, est un protococcus, et, mieux développée, devient un hœmatococcus. Combien de mutations semblables s'opèrent au sein des eaux! combien de ces globules organisés, nés du seul contact de l'air et de la lumière avec cette matière vivante des eaux, se sont ensuite modifiés et transformés en espèces nouvelles! et jusqu'où ne pourrions-nous pas arriver, si nous suivions les idées bien séduisantes de quelques savants, qui pensent avoir reconnu dans les globules du sang, du lait ou d'autres liquides animaux, et dans les phénomènes de la fermentation, quelqu'analogie avec les protococcus, dernières créations d'une force affaiblie et languissante.

Mais si la matière organique des eaux a, de nos jours encore, la puissance de s'organiser et de prendre rang dans l'échelle des créations animales ou végétales, que ne devait pas être cette puissance quand des eaux abondantes s'échappaient de toutes les fissures du sol, amenant, sous d'énormes proportions, cette matière si rare et si peu abondante aujourd'hui. Nous devons supposer qu'à cette époque, si elle ne s'est point transformée elle-même en êtres vivants, elle a du moins puissamment contribué à leur développement. Dans le même temps, les eaux thermales contenaient sans doute, comme aujourd'hui, une certaine quantité de sels à base de soude, et les animaux vivaient dans des eaux plus ou moins alcalines. Cette propriété du liquide, dans lequel les êtres vivants puisaient alors leur existence entière, dut avoir une bien grande influence sur leur développement et sur leur vitalité. Aujourd'hui, la médecine trouve des ressources précieuses dans l'administration des eaux alcalines et surtout de celles où l'on trouve à la fois la soude et la matière organique. L'action chimique qu'exercent les alcalis sur nos liquides et la propriété qu'ils ont de se combiner à la matière organique, doivent nous faire penser que l'énergie vitale était accrue par leur présence.

Nous voyons, en effet, à une période géologique, pendant laquelle les eaux thermales devaient alimenter d'immenses bassins, époque à laquelle l'atmosphère s'était épurée d'acide carbonique par plusieurs végétations successives, nous voyons alors la vie animale atteindre des formes singulières, et présenter comme une période de transition vers les types que nous connaissons aujourd'hui. Cette époque est celle du dépôt des terrains jurassiques. Avant le lias avaient déjà paru d'énormes poissons se rapprochant des reptiles par leur organisation, par leurs grandes dents coniques et striées, par les sutures plus intimes des os de leurs crânes; mais c'est dans cette formation seulement que nous les voyons se multiplier et se diviser en genres assez nombreux dont il nous reste à peine quelques représentants dans nos mers actuelles. Cette tendance vers l'organisation des reptiles ne tarda pas à atteindre sa dernière limite, parce que les circonstances accessoires et les milieux ambiants étaient précisément ceux qui devaient favoriser cette création. Les genres qui s'étaient montrés dans les dépôts précédents reparurent à cette époque, ainsi que plusieurs autres nouveaux. Les *icthyosaurus, plesiosaurus, pterodactylus*, et un grand nombre d'autres sauriens, dont quelques-uns atteignaient plus de 3o pieds de longueur, étaient alors les monstres qui dominaient dans ces mers atiédies et qui habitaient, comme nos crocodiles actuels, la fange des deltas et les rives des grands fleuves. Les descriptions de ces grands amphibies ressemblent à des fables et passeraient certainement pour telles, si de nombreux

squelettes, trouvés dans quelques calcaires et dans d'énormes assises d'argile, ne prouvaient à l'évidence l'ancienne existence de
ces êtres que l'imagination seule n'aurait pu se représenter avec
des formes si singulières.

Ceux qui devaient dominer à cette époque étaient des icthyosaurus et surtout le platyodon.

Ce genre est remarquable par sa tendance à passer aux cétacés,
aux poissons, aux ornithorinques. C'est comme une souche d'où
seraient sorties ensuite les formes dominantes du règne animal.
L'ensemble du squelette rappelle celui des cétacés, tandis que
les vertèbres caudales le ramènent à celui des crocodiles. La tête
se rapproche de celle des dauphins, des lézards, des crocodiles et
des tortues. L'œil paraît avoir été partagé par un cercle de pièces
osseuses disposées comme les douves d'une futaille et analogue à
celui de la schlérotique de l'œil des oiseaux et des lézards. L'oreille
offrait la conformation de celle des salamandres et des protées.
Leurs dents étaient nombreuses et disposées sur une seule rangée
le long du bord des mâchoires. Les vestiges de l'os hyoïde et l'absence de traces des trous branchiaux font présumer que ces animaux respiraient dans l'air comme les reptiles, et non dans l'eau
comme les poissons. Le sternum rappelle un peu celui des ornithorinques. C'était donc un être bien singulier que celui qui joi-
gnait, à cette structure presqu'indécise, la mâchoire d'un dau-
phin, les dents d'un crocodile, la tête d'un lézard, le sternum
d'un ornithorinque, les vertèbres d'un poisson, et les extrémités
d'un cétacé, mais en nombre double. Si nous avions pu connaître
entièrement son anatomie, nous aurions sans doute trouvé à établir beaucoup d'autres rapports. Mais quelques autres genres,
voisins de celui-ci, vont nous offrir de nouvelles analogies et de
nouveaux passages.

Le plesiosaurus, dit Cuvier, respirait l'air, se rapprochait plus
des crocodiles que des icthyosaurus, et dans l'état de vie, si son
cou était comme un véritable serpent, son corps différait peu
de celui d'un quadrupède ordinaire. On peut croire que les poumons étaient fort étendus, et même peut-être, à moins qu'il n'ait
eu des écailles fort épaisses, il changeait la couleur de sa peau,

comme le caméléon et les anolis, selon qu'il faisait des inspirations plus ou moins fortes. Les dents étaient grêles et pointues, inégales et un peu arquées. Le nombre des inférieures s'élevait à 27 de chaque côté. La tête était très-petite. Le nombre de ses vertèbres dépasse celui de tous les autres animaux.

Le genre ptérodactyle, plus curieux encore, nous révèle l'existence de reptiles garnis à la fois d'ailes membraneuses, au moyen desquelles ils pouvaient voler avec facilité, à la manière des chauves-souris. Ces ailes étaient soutenues par un seul doigt très-long, tandis que les trois autres, indépendants et garnis d'ongles, leur permettaient de s'accrocher aux arbres ou aux rochers. La tête rapproche beaucoup ces êtres des oiseaux; elle offre, comme chez eux, une proéminence pour loger le cervelet, et de larges orbites, comme dans les oiseaux nocturnes. La mâchoire, déjà allongée en forme de bec, était garnie de dents. Il y avait évidemment passage aux oiseaux, qui peut-être auraient immédiatement succédé à ces êtres transitoires, si leurs poumons eussent pu s'accommoder de l'atmosphère de cette époque. Parmi les différentes espèces de ptérodactyles, on en cite une qui avait environ cinq pieds d'envergure.

Les autres genres, auxquels il faut ajouter les crocodiles et divers chéloniens, complétaient cette série d'animaux qui remplaçaient alors nos mammifères et nos oiseaux. Des découvertes ultérieures amèneront, sans aucun doute, à la connaissance de nouvelles espèces, et nous révèleront peut-être des formes que nous ne pouvons soupçonner.

D'autres considérations nous amènent encore à admettre qu'une matière éminemment organisable était répandue sur toute la surface de la terre et modifiée seulement par des circonstances accessoires ; car il est impossible d'admettre qu'une espèce créée sur un point quelconque du globe ait pu se transporter sur toute la terre et se développer partout.

A bien considérer la surface de notre planète, ses grandes divisions en îles et en continents, la séparation de ces derniers en grands bassins qui sont quelquefois limités par des chaînes de montagnes couvertes de glaciers inaccessibles à tous les êtres vi-

vants (à quelque partie du règne organique qu'ils appartiennent),
on reconnaît bientôt qu'il faut encore admettre, comme cela avait
lieu pendant la formation des terrains, des créations locales, que
des circonstances analogues ont rendues presque semblables sur
plusieurs parties du globe. Ainsi, le même genre et plus rarement
la même espèce, trouvant, quoiqu'à une grande distance, les
mêmes conditions atmosphériques, la même température, le même
degré d'humidité, etc., se sont trouvés identiques, parce qu'ils
avaient été soumis aux mêmes conditions de développement.
Comme il a dû arriver plus souvent que ces circonstances étaient
différentes, les êtres organisés ont aussi présenté des caractères
différents. Les genres et les espèces ont été créés analogues et non
identiques, et quelquefois avec des différences si légères, que
nous hésitons pour savoir s'il existe réellement des motifs suffisants
de séparation. L'homme produit tous les jours à son gré, dans
ses animaux domestiques et dans les plantes qu'il cultive, des différences bien plus grandes que celles qu'il considère comme né-
cessaires pour motiver la séparation en espèces distinctes; et ce qui
prouve que ce sont des conditions particulières qui ont déterminé
ces modifications, c'est que s'il abandonne ses créations, ou, ce
qui est la même chose, s'il n'entretient pas ces conditions de
changement, les anciens types reparaissent. Nous ne pouvons, il
est vrai, modifier ainsi tous les êtres vivants; mais aussi il y a bien
loin de la puissance de l'homme à celle de la nature, qui a le
temps à sa disposition, élément qui nous échappe dans tous nos
travaux et dans toutes nos spéculations. Avec le temps, les espèces
contractent des habitudes comme les individus, et acquièrent
ainsi une grande stabilité qui caractérise surtout l'époque actuelle
à cause de sa longue durée. Ce n'est donc qu'avec beaucoup de
peine que nous pouvons modifier les êtres organisés, parce qu'ils
ont des habitudes d'existence prises depuis long-temps dans les
mêmes conditions, et comme les modifications que nous pouvons
apporter à leurs formes ou à leurs propriétés ne peuvent être
maintenues pendant une période aussi longue, il y a d'abord os-
cillation entre les caractères ajoutés et les caractères primitifs, et
retour vers le premier état.

C'est ainsi que des chevaux et d'autres animaux domestiques, transportés par des navigateurs dans des lieux où ils ont échappé à l'état de domesticité, ont repris les caractères du type primitif. Nous voyons, au contraire, le blé cultivé depuis une si longue suite de siècles, qu'il est devenu une espèce constante de notre création, et que nous pouvons à peine retrouver sa souche et sa patrie.

A l'époque où les phénomènes géologiques avaient assez d'intensité pour faire varier plus ou moins rapidement les conditions d'existence des êtres organiques, ceux-ci changeaient d'aspect et de structure pour se conformer aux milieux ambiants, et cela d'autant plus souvent, que ces conditions étaient elles-mêmes plus promptement modifiées. Il n'y a donc rien d'étonnant qu'à l'époque actuelle, qui n'offre depuis des siècles aucune modification sensible, les êtres vivants nous présentent un état de stabilité déterminé par les circonstances extérieures.

En admettant dans un grand nombre de localités des centres de créations animale et végétale, il faut aussi faire la part de la propagation des espèces par dissémination et par locomotion. Cette dernière faculté n'appartient pas à toutes les espèces d'animaux. Un grand nombre de genres faisant partie des classes inférieures en sont privés, mais aussi on rencontre certaines espèces qui en sont douées à un haut degré; tels sont surtout les oiseaux et les poissons voyageurs, ainsi que plusieurs mammifères qui peuvent se transporter très-loin et en fort peu de temps; mais ces derniers sont aussi arrêtés par les grands fleuves, par les chaînes de montagnes, par la mer, et cependant quelques espèces se rencontrent dans des îles complètement isolées, où elles n'ont certainement pas été transportées. On remarque aussi dans des rivières, séparées par de grandes distances, des poissons parfaitement identiques, et il est bien difficile de se rendre raison de leur présence dans des lieux si éloignés, et de leur complète identité, si l'on ne suppose pas qu'ils ont été créés dans chacune de ces localités. Il serait du moins impossible d'admettre que des poissons d'eau douce aient pu traverser une certaine étendue d'eau salée pour remonter ensuite le cours d'un autre fleuve. L'eau salée ferme complètement l'embouchure des fleuves pour la plupart des êtres organisés.

Les reptiles ne sont pas conformés non plus de manière à entreprendre de grands voyages et à surmonter de nombreux obstacles. Leurs régions d'habitation doivent être plus limitées que celles des mammifères, et surtout que celles des oiseaux et celles des poissons maritimes. Les crustacés, moins encore que les reptiles, ont pu établir au loin de nombreuses colonies. Les insectes attachés aux plantes qui les nourrissent, les coquillages fixés sur les rochers, ou traînant leur pesante enveloppe, les zoophites, dont quelques genres sont complètement immobiles, n'ont pu s'étendre qu'à la manière des végétaux, et ont dû gagner de proche en proche jusqu'aux limites qui leur furent assignées par la nature.

L'homme est le seul de tous les êtres du règne animal qui ait pu émigrer jusque sur les points les plus reculés de la terre. En plaçant en Asie le berceau du genre humain, on croit suivre la trace des nombreux essaims qui en sont partis pour peupler les différentes parties du monde. On croit voir un peuple primitif atteindre directement l'Europe et l'Afrique, passer en Amérique par les Iles Aléoutiennes plutôt que par le détroit de Béring, gagner la Nouvelle-Hollande par les îles nombreuses qui la séparent de l'Inde, et parvenir, de cette grande île, sur la Nouvelle-Zélande. Mais que d'illusions dans ce rapide voyage ! qu'il y a loin de l'état des peuples qui habitent la plupart de ces contrées au degré de civilisation qu'ils auraient dû atteindre avant de pouvoir l'exécuter ! que de différences tranchées entre l'organisation de ces peuples, la forme de leur cerveau, leur degré d'intelligence, la couleur de leur peau et une foule d'autres caractères, dont les types se sont confondus et mélangés ! Nous en ferions autant d'espèces distinctes, si l'homme ne se modifiait pas chaque jour; si, création nouvelle sur la terre, il ne se trouvait pas encore dans des conditions qui permettent le perfectionnement de sa race.

Nous ignorons l'étendue des migrations des peuples, mais il est bien difficile de croire que l'homme des rives du Mississipi et du détroit de Magellan, que celui du Cap et l'habitant de l'Australie, soient les points extrêmes d'une même création dont le centre serait situé sous le beau climat de l'Asie.

Le rayonnement des végétaux autour des centres de création éprouve un grand nombre d'obstacles, parmi lesquels se rencontrent d'abord, à quelques exceptions près, ceux qui arrêtent les migrations des animaux. Indépendamment de ceux-là, il en est d'autres qui s'opposent plus directement à la décentralisation des plantes. Telles sont les chaînes de montagnes médiocrement élevées que les animaux franchissent dans certaines saisons, ou même dans toutes, parce qu'ils n'y séjournent qu'un instant, tandis que les plantes, qui ne s'emparent du terrain que par un empiètement lent et successif, sont forcées de végéter plusieurs années dans un même lieu, et l'élévation, modifiant la température, arrête tout-à-coup leur marche.

D'autres fois, ce sont des lieux marécageux qui s'opposent au passage d'espèces qui ne croissent que dans des terrains secs, ou bien ce sont d'épaisses forêts à l'ombre desquelles ne peuvent vivre des végétaux qui croissent habituellement en plein soleil. L'inverse peut également avoir lieu. Les plantes aquatiques sont aussi confinées dans leurs bassins et dans leurs fleuves, ou elles sont emprisonnées, comme les poissons, par l'eau de la mer, qui tue leurs germes ou du moins les empêche de se développer. Une propriété assez générale vient, il est vrai, s'opposer aux causes de réclusion que nous venons d'énumérer : c'est la faculté locomotive qui, sans être inhérente à leurs graines, leur est communiquée par une foule d'agents extérieurs. Il suffit d'étudier quelque temps le mécanisme des fruits, la forme et les appendices des graines, pour se convaincre de la haute prévoyance de la nature et de la sagesse infinie du Créateur.

Beaucoup de graines sont lancées au loin par l'élasticité de leurs enveloppes; mais la plupart d'entr'elles sont organisées de manière à être transportées par les vents et par les eaux à des distances qui sont quelquefois prodigieuses. Ces espèces n'ont, comme les animaux voyageurs, d'autre obstacle à leur extension que les conditions de température, de sécheresse ou d'humidité, etc, qui sont loin d'être les mêmes sur les différentes parties de la terre, et qui circonscrivent l'étendue de ces sortes de conquêtes végétales.

Peut-être devons-nous voir aussi, dans la distribution des êtres organisés, quelques phénomènes dépendants de causes géologiques particulières. Ainsi l'absence des mammifères et des terrains de sédiment sur les nouvelles îles découvertes dans la mer du Sud, tendrait à faire croire au soulèvement récent de ces îles. Le grand nombre d'espèces végétales et animales, communes aux côtes de l'Espagne et de l'Afrique qui se correspondent, pourraient faire supposer une ancienne liaison entre l'Europe et l'Afrique, et l'existence moderne du détroit de Gibraltar. Les mêmes observations, appliquées aux deux rivages de la Manche, amèneraient aussi à conclure que c'est à une époque récente que les Iles Britanniques ont été séparées du continent. Le soulèvement de quelques chaînes de montagnes, l'érosion de plusieurs vallées, peuvent avoir été postérieurs à la création de divers corps organisés et peuvent opposer maintenant à leur migration des obstacles qui, dans le principe, n'existaient pas. Tous ces faits doivent être pris en considération dans l'étude de la distribution des plantes et des animaux, mais ils ne détruisent pas la nécessité d'admettre plusieurs centres de créations.

Ainsi, pour les êtres vivants des deux règnes, il existe, à la surface du globe, des *régions organiques* souvent caractérisées par des types particuliers qui sont dominants et impriment leur physionomie à toute la région.

Les actions variées de la température, de l'eau, de la lumière, du sol et de l'atmosphère, fixent les limites de ces grandes associations organiques, déterminées par les stations et les habitations des êtres qui les composent.

L'examen attentif des diverses régions organiques vient encore appuyer l'opinion des créations locales; car il arrive souvent que les types sont entièrement différents. Si nous prenons pour exemple la distribution des mammifères, nous verrons que la Nouvelle-Hollande offre des *marsupiaux* qui lui sont particuliers; l'Afrique, de nombreux *antilopes*; l'Amérique méridionale est caractérisée par ses singuliers *tardigrades*. Souvent des genres et même des espèces semblent en remplacer d'autres, quoiqu'à de très-grandes distances. Ainsi les lamas et les vigognes réprésentent, en Amérique, le chameau et le dromadaire de l'ancien continent; le jaguar y. remplace le tigre ; le tapir a ses analogues en Afrique et en Asie; les singes de cette dernière partie du monde appartiennent à des genres différents de ceux de l'Amérique équatoriale: le rhinocéros, le lion et l'éléphant d'Asie, ont chacun leurs analogues en Afrique. On peut faire les mêmes remarques sur les oiseaux, les reptiles, les insectes, etc. Cette sorte de parallélisme des familles, des genres ou des espèces, est surtout sensible pour les végétaux. Les formes majestueuses des palmiers se retrouvent sous les diverses parties de la zône torride, mais dans des genres différents, quoique très-analogues. Les geraniums d'Europe sont remplacés, en Afrique, par les nombreux pelargoniums du Cap; les mimosa aux feuilles entières de la Nouvelle-Hollande sont les équivalents des accacies au léger feuillage des autres contrées du globe ; et, pour choisir un exemple dans des points plus rapprochés, le scilla lilio-hyacinthus, de la France centrale, remplace exactement, dans la végétation printannière des forêts, le scilla nutans du Nord et de la Belgique. On pourrait multiplier presqu'indéfiniment ces exemples, mais ils suffisent pour prouver que des conditions d'existence analogues se sont présentées dans des climats très-éloignés, et que les créations produites sous leur influence ont aussi entr'elles des rapports d'organisation très-marqués. Il nous est cependant tout-à-fait impossible de démêler les causes qui ont donné lieu aux différences que nous remarquons ; ainsi, nous ignorerons probablement toujours pourquoi les feuilles des mimosa de la Nouvelle-Hollande sont entières au lieu d'être ailées, pourquoi les feuilles des metrosideros, des eucalyptus et de plusieurs autres plantes de cette contrée, nous offrent la même conformation, et quel rapport peut exister entre les conditions qui ont déterminé la structure caractéristique de ces feuilles et celles qui ont favorisé le développement des formes anomales de l'ornithorinque et des kanguroos, qui habitent les mêmes lieux. Nous remarquons toutes ces singularités, mais sans les expliquer.

Quelqu'étrangères que ces lignes aient pu paraître au sujet qui nous occupe, nous y trouvons cependant de fortes présomptions pour croire que le Créateur a répandu, sur toute la terre, une matière susceptible de vivre immédiatement par sa volonté, matière dont l'origine a été et se trouve encore dans les eaux thermales. Nous croyons qu'à l'époque actuelle, ces eaux contiennent encore cette substance capable d'y produire des générations spontanées, et que cette même matière, autrefois plus abondante et soumise à des conditions tout-à-fait différentes des nôtres, a joué un rôle très-important dans la création des êtres vivants et dans les modifications successives par lesquelles ils ont passé pour arriver aux types actuels.

Quelle peut être l'action sur l'économie animale de la matière organique contenue dans les eaux minérales ?

L'action des eaux minérales sur l'économie animale a été très-diversement appréciée par les personnes qui se sont adonnées à ce genre d'études. On a successivement préconisé et déprécié ce genre de médicament, et l'on a cru du moins lui rendre toute justice quand on a déduit de son analyse chimique les propriétés médicales qu'il devait offrir. Un grand nombre de médecins distingués n'ont cependant pas cette opinion des eaux thermales; ils ont vu dans leur pratique des résultats si positifs de leur action, qu'ils n'ont pas hésité de leur reconnaître des propriétés toutes particulières et indépendantes des substances indiquées par l'analyse. D'après tout ce que nous venons de dire de la matière organique des eaux, c'est à elle évidemment qu'il faut rapporter en grande partie l'action parfois si extraordinaire des eaux qui nous occupent. C'est à cette matière qu'il faut attribuer le bien-être qu'on éprouve dans l'eau minérale, la souplesse de la peau, et surtout les forces, l'augmentation de la vie qui semble résulter de ces bains, effets et sensations qui ne se font nullement apercevoir dans les bains ordinaires, mais qui se manifestent cependant déjà avec une certaine énergie dans les bains de mer.

C'est surtout lorsqu'on prend les eaux en boisson que l'on s'aperçoit facilement de l'existence de ce principe que l'on trouve à la source dans toute sa pureté, en puisant au lieu même où elle s'échappe.

Je me range entièrement de l'avis de M. Robiquet, qui, dans ses recherches sur les eaux de Néris, considère ce principe orga_ nique comme étant d'une assimilation très-facile, comme susceptible de se combiner promptement avec nos organes, de les pénétrer, d'y ranimer la vie. Il est, en effet, fort naturel d'admettre qu'une matière capable de s'organiser avec une aussi grande facilité peut s'unir à nos tissus et augmenter leur vitalité.

Cette supposition rend parfaitement raison de l'action réellement très-positive d'un grand nombre d'eaux thermales dans lesquelles l'analyse ne peut rencontrer qu'une très-petite quantité de matières salines ou gazeuses. Telles sont, par exemple, les eaux de Néris et celles du Mont-Dore, dont l'analyse ne peut nullement justifier les propriétés bien établies. Ainsi que nous l'avons déjà dit, toutes les tentatives faites pour isoler cette matière organique ont été infructueuses; mais nous avons cru que nous pourrions au moins tirer parti de celles de ses combinaisons que nous pouvons recueillir.

Dans la plupart des sources, la matière organique se transforme en une sorte de mucus perceptible à nos sens, et l'on peut suivre parfaitement, à Néris, toutes les phases de sa transformation. Un enduit glaireux s'attache d'abord aux parois des bassins, et, dans le principe, le microscope solaire, muni des plus forts grossissements, n'y laisse apercevoir qu'une sorte de gélatine transparente dans laquelle on ne peut rien distinguer; mais bientôt après des filaments presque toujours articulés se développent au milieu du mucus; ils s'alongent, se ramifient, se multiplient à l'infini et annoncent le commencement d'une véritable organisation. Au bout de quelques jours, ces filaments s'agglomèrent, toujours liés par le mucus, et forment des membranes plus ou moins étendues qui se colorent en un beau vert et qui s'accroissent rapidement. Des bulles d'air se développent alors au contact de la lumière et souvent dans l'intérieur des membranes; elles les gonflent, les distendent, y restent emprisonnées, et, faisant l'office de frotteurs, elles détachent du fond ces algues de nouvelle création, et elles viennent nager à la surface, quelquefois retenues encore par des espèces de tubes qui descendent jusqu'au fond des bassins.

3

Dans ces plantes, la matière organique est presqu'intacte, et elle acquiert un certain degré de stabilité dont on peut profiter pour la recueillir. Elle se décompose assez facilement dès qu'elle est sortie de l'eau ; mais on peut la conserver en l'exprimant légèrement et la plaçant dans des vases avec une certaine quantité de sel marin. De cette manière, on peut la faire voyager et la transporter à de grandes distances. Par une ébullition prolongée, cette substance se dissout presque complètement, et il suffit de concentrer la dissolution, d'ajouter du sucre et d'aromatiser, pour obtenir une gelée très-agréable à prendre, très-nutritive, et d'une digestion extrêmement facile. Je ne doute pas que la médecine ne puisse un jour retirer de grands avantages de ce nouvel agent thérapeutique. Je suis convaincu que la matière organique, qui est essentiellement gélatineuse, est assimilée d'autant plus facilement qu'elle approche davantage de cet état élémentaire sous lequel elle a été créée pour la nutrition des premiers êtres vivants. Il est impossible de la saisir à un point plus rapproché de son origine, et j'engage fortement les personnes qui pourront se procurer cette nouvelle gelée à tenter des essais qui ne peuvent avoir aucun résultat fâcheux, et qui peuvent amener des succès inespérés dans plusieurs circonstances.

Déjà cette matière organique est employée dans la pratique de la médecine, mais elle est retirée de plusieurs êtres vivants bien plus avancés dans l'échelle chronologique des classifications. Plusieurs algues, et notamment diverses espèces du genre *fucus*, qui habitent les eaux salées, donnent une gelée alimentaire de facile digestion et que l'on emploie sans doute trop rarement. Les nids de salangannes, si recherchés à la Chine et dans plusieurs autres contrées, qu'ils s'y vendent au poids de l'or, ne sont autre chose que des fucus gélatineux à demi digérés par les hirondelles qui les construisent, et l'on sait qu'ils possèdent réellement des propriétés analeptiques et pectorales qu'ils ne doivent qu'à la gelée qu'ils renferment. Le lichen d'Islande est riche aussi en matière nutritive, légère, facilement assimilable, et cette même matière se retrouve avec plus ou moins d'abondance, plus ou moins altérée par d'autres principes, dans la plupart des lichens foliacés. Mais à mesure que la matière organique, soluble et nutritive, fait partie de végétaux plus compliqués, ou d'animaux plus haut placés dans la série, la facilité avec laquelle elle est assimilée diminue dans les mêmes proportions.

A Néris, on emploie l'algue verte, que l'on connaît sous le nom de *limon*, à l'extérieur seulement, et l'on obtient des effets bien marqués de son application dans tous les cas de rhumatismes, d'excitation nerveuse, de paralysie, etc. Il semble que ce soit de l'eau concentrée que l'on applique sur la partie malade. J'ai donc cru devoir chercher aussi à faire entrer cette matière organique dans un corps gras, afin de pouvoir l'employer en tout temps et de la conserver presqu'indéfiniment. Un seul moyen m'a réussi, c'est de dissoudre la matière organique dans la soude caustique et d'en saponifier l'huile d'amandes douces ou l'axonge. On obtient de cette manière un savon qui contient cette substance, et dont l'usage doit offrir des avantages réels dans le traitement des maladies pour lesquelles les eaux de Néris sont indiquées, et qui permet de l'employer en toute saison.

Que l'on ne croie pas que la soude caustique désorganise cette matière ; car si l'on délaye dans l'eau un peu de cette lessive, qui en est saturée, qu'au moyen d'un acide on neutralise la soude, on verra se précipiter des flocons ou des filaments de gélatine claire et transparente qui n'offrent plus aucune trace d'organisation, mais qui rappellent très-bien cette matière incolore et transparente qui se plissait sur la lentille du microscope, et qui se manifestait si évidemment dans l'eau de Néris, sortant de la source et parfaitement filtrée.

Au reste, la soude ne peut guère en affaiblir les propriétés ; car souvent il existe une combinaison naturelle de matière organique et de soude, combinaison qui rend l'eau laiteuse ou verdâtre, comme si elle avait dissous du savon, et ses propriétés, dans cette circonstance, semblent plutôt augmentées qu'affaiblies. La source de l'Hôpital, à Vichy, en est un exemple. C'est celle qui agit le plus doucement et le plus sûrement, et sa saveur est toute différente de celle des autres. Ailleurs, la matière organique, combinée à la chaux, à la magnésie, et plus souvent entraînée par les sous-carbonates de ces deux bases, se précipite sous forme de poudre blanche ou de concrétions plus ou moins dures qui remplacent avec le plus grand succès toutes les poudres absorbantes que l'on prépare avec ces deux bases, et qui, privées de cette matière organisée, sont plus difficiles à assimiler.

Enfin, on la trouve unie à l'oxide de fer hydraté, déjà modifiée par le contact de l'air et changée en acides *crénique* ou *apocrénique* qui peuvent former des combinaisons avec cet oxide de fer et se précipiter sous forme de flocons ocracés qui sont des crénate et apocrénate de fer unis à du carbonate de la même base, comme on le remarque à la source de Jaude, à Clermont. Déjà j'ai eu l'honneur d'appeler, sur ce dernier point, l'attention de l'Académie royale de Médecine, et j'ai des exemples bien positifs de l'action réelle et presqu'immanquable de ces sels de fer préparés par la nature, dans les cas où il faut rendre de l'énergie aux organes digestifs, dans le traitement des chloroses, etc.

Je termine ici ce long plaidoyer en faveur des eaux thermales que je considère comme un des agents les plus puissants dont le Créateur ait disposé dans la formation de la croûte du globe, comme une des causes les plus énergiques de l'organisation des plantes et des animaux, et comme un des secours les plus puissants offerts à nos souffrances et à nos infirmités. Un jour viendra où toute justice leur sera rendue. Alors on s'occupera de la recherche de cette matière organisée que le feu détruit et que nos analyses laissent échapper ; on ne basera plus leurs propriétés sur la présence de quelques sels souvent insignifiants ; on reconnaîtra, comme le disait le célèbre Bordeu, qu'une sorte de vie particulière est l'apanage des eaux minérales, et que tous nos moyens d'imitation sont bien éloignés des procédés de la nature.

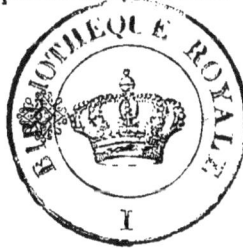

www.ingramcontent.com/pod-product-compliance
Lightning Source LLC
Chambersburg PA
CBHW070717210326
41520CB00016B/4382